Matheus Ramalho de Lima
Fernando Guilherme Perazzo Costa
Danilo Vargas Gonçalves Vieira

Aminoácidos: Suplementação e necessidades

Matheus Ramalho de Lima
Fernando Guilherme Perazzo Costa
Danilo Vargas Gonçalves Vieira

Aminoácidos: Suplementação e necessidades

ScienciaScripts

Imprint
Any brand names and product names mentioned in this book are subject to trademark, brand or patent protection and are trademarks or registered trademarks of their respective holders. The use of brand names, product names, common names, trade names, product descriptions etc. even without a particular marking in this work is in no way to be construed to mean that such names may be regarded as unrestricted in respect of trademark and brand protection legislation and could thus be used by anyone.

Cover image: www.ingimage.com

This book is a translation from the original published under ISBN 978-620-2-08186-3.

Publisher:
Sciencia Scripts
is a trademark of
Dodo Books Indian Ocean Ltd. and OmniScriptum S.R.L publishing group

120 High Road, East Finchley, London, N2 9ED, United Kingdom
Str. Armeneasca 28/1, office 1, Chisinau MD-2012, Republic of Moldova, Europe
Printed at: see last page
ISBN: 978-620-7-94557-3

ÍNDICE DE CONTEÚDOS

Este material compilado apresenta pesquisas desenvolvidas com suplementação e determinação das exigências nutricionais de galinhas poedeiras e codornas japonesas. Experimentos de graduação, mestrado e doutorado desenvolvidos na Universidade Federal da Paraíba, Brasil.

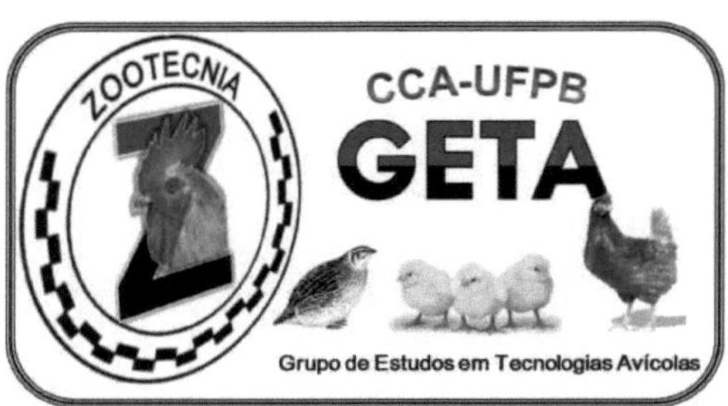

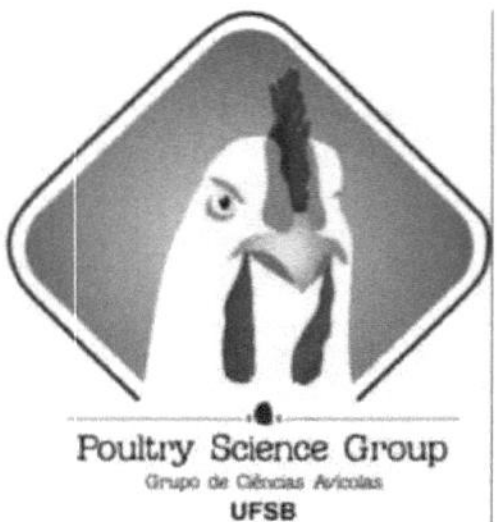

Agradecemos especialmente aos membros do Grupo de Pesquisa em Ciência e Tecnologia Avícolas, GETA / UFPB e aos membros do Grupo de Ciência Avícola, UFSB.

O empenho e a organização dos alunos é fundamental para o fortalecimento e desenvolvimento da ciência avícola, com uma formação profissional cada vez mais capaz de resolver os desafios futuros.
Que este material sirva de base para estudos.

Capítulo 1

SUPLEMENTAÇÃO DE AMINOÁCIDOS EM DIETAS DE GALINHAS POEDEIRAS

Fernando Guilherme Perazzo Costa[1] , Matheus Ramalho de Lima[2] , Danilo Vargas Goncalves Vieira[3] , Sarah Gomes Pinheiro[1] , Danilo Teixeira (Л 7OI f*[1]   111 bprmpT   1 TV1Q[1] T71 1 *ЧOП* CT^1 O T3 AП "fl TV! /4^ r~^1 1X *T&1* fQ[4] cavalcaiiie , Guiliieinie souza Lima , Elizangela Bonfim de Oliveira , Cleuei

Franklin Santos Oliveira[1]

RESUMO. O objetivo foi avaliar o efeito da suplementação de dietas pobres em proteínas com aminoácidos cristalinos. Foram utilizadas 240 galinhas poedeiras Dekalb Brown no experimento 1 e 240 galinhas poedeiras Dekalb White no experimento 2, ambas com 25-40 semanas de idade. As aves foram distribuídas em seis tratamentos com dez réplicas de quatro aves cada. Os dois experimentos foram realizados com o mesmo tratamento, que consistiu em reduzir o nível de proteína bruta e atender ao perfil de aminoácidos, individualmente ou combinados, através da suplementação de aminoácidos cristalinos. A produção de ovos foi significativamente maior (P<0,05) quando as aves de ambas as linhagens foram alimentadas com dietas de baixa proteína bruta suplementadas com DL-Metionina, L-Lisina, L-Treonina, L-Triptofano e L-Valina. As galinhas Dekalb Brown alimentadas com dietas pobres em proteínas de crude suplementadas com DL-Metionina, L-Lisina, L-Treonina, L-Triptofano e L-Valina tiveram uma melhor (P<0,05) conversão alimentar por dúzia de ovos. Ambas as linhagens tiveram o rendimento líquido por galinha alojada no período maior quando as aves receberam dietas suplementadas com Met, Lys, Thr, Val e Trp. Os resultados deste estudo indicam que a suplementação com AAs cristalinos e a redução da PB são essenciais para a produção eficiente de galinhas Dekalb Brown e Dekalb White de 25 a 40 semanas de idade.

INDEX TERMS: qualidade dos ovos, eficiência alimentar, proteína ideal, desempenho

[1]Universidade Federal da Paraíba (UFPB), 58397-000, Brasil. E-mail: perazzo63@gmail.com.

[2]Professor da Universidade Federal do Sul da Bahia (UFSB), 45662-900, Brasil. E-mail: mrlmatheus@gmail.com

[3]Professor da Universidade Federal do Tocantins (UFT), 77804-970, Brasil. E-mail: danilovargaszoo@hotmail.com.

[4]Mestranda em Ciência Animal. Universidade Estadual de Santa Cruz, 45662-900, Brasil. E-mail: elizbam@hotmail.com.

Introdução

A indústria avícola alcançou um crescimento significativo nas últimas décadas, em comparação com outras actividades agrícolas. Este desenvolvimento foi possível graças ao contributo tecnológico e científico de diferentes áreas afins e ao melhoramento genético, que conduziram a alterações que permitiram às aves desenvolver um maior potencial de produção. Para além da genética, a nutrição desempenha um papel importante para que as aves possam atingir o seu verdadeiro nível de qualidade.

Nos últimos anos, foram efectuados vários estudos sobre o conceito de formulação de alimentos para galinhas poedeiras. Os investigadores têm prestado especial atenção às dietas com quantidades reduzidas de proteína bruta (PB) fortificadas com aminoácidos cristalinos (AA). Essas dietas são obtidas a partir do conhecimento das exigências nutricionais das aves e da disponibilidade de AAs industriais essenciais no mercado, o que permite reduzir o uso de ingredientes enriquecidos com proteína bruta (farelo de soja, por exemplo), superando a diminuição dos níveis de AA limitantes. Os níveis de proteína bruta baseados no balanço ideal de AAs são chamados de "proteína ideal" (Novak et al., 2006).

Quando as galinhas poedeiras são alimentadas com dietas formuladas à base de PC, os níveis de AA requeridos são superiores ao nível efetivamente exigido pelo animal, pelo que é necessário que sejam metabolicamente eliminados pelo organismo da ave. Para tal, os AA devem ser desaminados e excretados principalmente sob a forma de ácido úrico, aumentando assim o azoto (N) nos excrementos (Parsons, 1995; Nahm, 2007). O ácido úrico pode então ser convertido em amoníaco gasoso (NH3) por uma variedade de enzimas microbianas normalmente presentes nos excrementos das aves (Bregendahl e Roberts, 2006).

Além do atendimento oportuno das exigências de AAs, busca-se também a redução de custos com fontes de PB (Burley et al. 2013), a redução do gasto energético na excreção pelos animais do excesso de N na dieta (MacLeod, 1997) e a consequente redução da emissão de N para o ambiente (Roberts et al. 2007). Além disso, Zaman et al. (2008) afirma que os níveis de proteína bruta na dieta estão relacionados com a resposta ao stress térmico e à tolerância ao calor, porque as proteínas têm efeitos termogénicos mais elevados do que outros nutrientes. Por outro lado, procura-se manter ou aumentar a eficiência da produção de carne e de ovos.

Apesar de ser uma estratégia nutricional que vem sendo amplamente utilizada, há limites na redução da PC. Awad et al. (2014) recomendaram que mesmo com a suplementação de AAs cristalinos, essa redução pode não ser excessiva. Segundo Heger (2003), essa prática pode levar a uma situação onde parte dos AAs essenciais são desviados para a síntese de AAs não essenciais, devido à falta de N não específico para esse processo, reduzindo assim tanto a deposição de proteína corporal quanto o desempenho das aves.

Ji et al. (2014) avaliaram dietas com diferentes níveis de PB (16, 16,5, 17, 17,5 e 18%) fornecidas a galinhas poedeiras Hy-Line W36. Os autores suplementaram as dietas com os AAs cristalinos metionina (Met), lisina (Lys), treonina (Thr), isoleucina (Ile), valina (Val) e triptofano (Trp) para ajustar seus níveis dietéticos. Independentemente dos níveis de PC, a proporção de Lys e o perfil de AA não essencial permaneceram semelhantes em todas as dietas. As dietas com baixo teor de proteína bruta não afectaram a produção de ovos, a conversão alimentar por massa de ovos ou o peso dos seus constituintes (albúmen, gema e casca); no entanto, o peso dos ovos diminuiu e, além disso, os autores observaram uma redução nos níveis de azoto excretado. Isto indica que as dietas com baixo teor de PB, de 18 a 16%, foram equilibradas pela suplementação de AA essenciais de acordo com o perfil protéico ideal.

No presente estudo, investigámos o efeito do baixo teor de PC e da suplementação com AAs cristalinos no desempenho, na qualidade dos ovos e na análise económica das galinhas poedeiras Dekalb Brown e Dekalb White.

Material e métodos

Local. O experimento foi conduzido pelo Grupo de Estudos em Tecnologias Avícolas (GETA) nas instalações do Setor de Avicultura do Campus II da Universidade Federal da Paraíba, localizado em Areia, Paraíba (PB), Brasil. O projeto teve aprovação ética do Comitê de Uso e Cuidado de Animais da Universidade Federal da Paraíba, Brasil.

Projeto experimental e dietas. Foram realizadas duas experiências com galinhas poedeiras com 25-40 semanas de idade. A experiência

1, com 240 galinhas poedeiras Dekalb Brown, e a experiência 2, com 240 galinhas poedeiras Dekalb White, foram organizadas num esquema completamente aleatório com seis tratamentos e dez réplicas com quatro aves cada.

As aves foram alojadas num galpão coberto com telhas de barro, tinham acesso a ração em comedouros e água através de bebedouros de mamilo *ad libitum*. Cada gaiola (45 x 45 x 30 cm) com quatro aves foi colocada num fotoperíodo de 17L: 7D.

Ambos os experimentos tiveram a mesma metodologia aplicada aos tratamentos. As dietas foram formuladas de acordo com as recomendações descritas por Rostagno et al. (2011) (Tabelas 1 e 2). O nível de proteína em todas as dietas manteve-se dentro do conceito de proteína ideal. O tratamento 1 consistiu em atender os níveis dietéticos de metionina+cistina (Met + Cys) e Lys e suplementação de AA Met cristalina; o tratamento 2 seguiu a metodologia do tratamento 1, porém utilizando farinha de carne; o tratamento 3 atendeu as exigências de Met + Cys, Lys e Thr através da suplementação de suas respectivas fontes cristalinas; O tratamento 4 satisfez as necessidades de Met + Cys, Lys e Val através da suplementação de AAs cristalinos; o tratamento 5 satisfez as necessidades de DL-metionina, L-lisina e L-triptofano através da suplementação de AAs cristalinos; e o tratamento 6 satisfez as necessidades de Met + Cys, Lys, Thr, Val e Trp através da suplementação de AAs cristalinos.

Desempenho e qualidade dos ovos. A produção de ovos e a mortalidade das aves foram registadas diariamente. O consumo de ração (FI, g/ave), a produção de ovos (EP, %), a massa de ovos (EM, g/ovo), a conversão por massa (FCEM, g/g) e a conversão por dúzia (FCED, kg/doz) foram registados de 28 em 28 dias. Foram utilizados cinco ovos por réplica a cada 28 dias para determinar o efeito da dieta sobre o peso relativo da gema (g), do albúmen (g) e da casca (g), a espessura da casca (mm) e a gravidade específica (g/cm³).

Análise económica. A produção por galinha alojada ($/período) e o custo da ração por galinha alojada ($/período) durante o período experimental (140 dias) foram utilizados para determinar os rendimentos líquidos para cada tratamento dietético.

Análise estatística. Os dados foram analisados usando o procedimento GLM do software SAS (SAS, 2001), e as médias foram comparadas pelo teste Student-Newman-Keuls, com $P < 0,05$.

Resultados

Desempenho

O nível de PC das dietas diminuiu com a suplementação dos AAs cristalinos mais limitantes para atingir os níveis exigidos. Os efeitos dos tratamentos sobre a produção de ovos foram observados em ambas as linhagens *(p <0,05)* (Tabela 3 e 5). As dietas com baixo teor de proteína bruta suplementadas com Met, Lys, Thr, Val e Trp proporcionaram maior produção de ovos; para as galinhas Brown Dekalb, a suplementação também proporcionou a melhor conversão alimentar por dúzia de ovos *(P <0,041)*. Estes resultados indicam que a diminuição dos níveis de proteína foi equilibrada através da suplementação de AAs essenciais e criou um perfil de proteína ideal. Esse suprimento ideal de proteína prevê a possibilidade de reduzir a PB da dieta, limitando os AA para as aves.

Qualidade dos ovos

As Tabelas 5 e 6 mostram os resultados da qualidade dos ovos das galinhas poedeiras Dekalb Brown e Dekalb White, respetivamente. Em geral, não houve diferenças significativas *(P> 0,05)* entre os grupos que receberam dietas com baixo teor de PC no que diz respeito à gravidade específica, peso do albúmen, peso da casca e espessura da casca, o que indica que o perfil dos AAs sulfurosos Lys, Thr, Trp e Val contidos nas dietas são adequados para manter a qualidade interna e a qualidade da casca do ovo.

O peso da gema das galinhas poedeiras Dekalb White foi influenciado ($P = 0,046$) pela redução da PC (Quadro 5). As aves alimentadas com dietas com baixo teor de proteína bruta e suplementadas com Met, Lys e Thr produziram ovos com gemas mais pesadas do que os outros grupos. Em contraste com as aves alimentadas com dietas suplementadas com Met, Lys e Trp, que produziram ovos com gema mais leve, mostrando que há diferenças entre a utilização de Thr e Trp na síntese da gema. Ji et al. (2014) relataram que a percentagem de albumina diminui enquanto a percentagem de gema aumenta em níveis mais elevados de PC, sugerindo que os AA necessários para a síntese de albumina podem ter sido limitados em níveis baixos de PC.

Análise económica

O rendimento líquido durante o período experimental por galinha alojada (\$/período) foi significativamente mais baixo quando as aves de ambas as linhas se alimentaram de dietas com baixo teor de PC suplementadas apenas com Met, Lys, Thr e Val, em comparação com as duas dietas com baixo teor de PC suplementadas com Met, Lys, Thr, Val e Trp (Quadro 7). Observa-se que, à medida que as necessidades em AAs essenciais são satisfeitas, o rendimento por ovo produzido aumenta acentuadamente. As dietas suplementadas com Met, Lys e Thr podem ser comparadas com a dieta que também é suplementada com Val e Trp. No entanto, estas últimas dietas apresentaram o custo mais elevado por kg de ração, resultando num rendimento mais baixo no final do período, o que se deve muito provavelmente ao preço do quilograma da fonte de AA cristalina.

Discussão

Estudos demonstraram a possibilidade de reduzir os níveis de PC em até 3 pontos percentuais para galinhas poedeiras, com a adição dos AA essenciais Met, Lys e Trp, sem afetar o desempenho das aves. Austic (2004) relatou que o peso corporal, a produção diária, o peso e a massa de ovos e as conversões por massa e dúzia permanecem os mesmos quando as aves são alimentadas com uma dieta com 13% de PC suplementada com Met, Lys e Trp para atingir os níveis exigidos, em comparação com as aves alimentadas com 16% de PC. Yakout et al. (2006a) relataram que quando o PC foi reduzido para 15% e as dietas foram suplementadas com Lys, Met e Thr, a produção de ovos e a massa de ovos permaneceram em um nível equivalente ao das galinhas alimentadas com 19% de PC, durante a primeira fase de produção (24-36 semanas de idade). Quando os mesmos autores avaliaram galinhas de 38-50 semanas de idade, verificaram que o desempenho foi mantido quando as dietas com 13% de PB foram suplementadas com Lys, Met, Thr e Trp (Yakout et al., 2006b). Rojas et al. (2014) relataram que 13% de PC com suplementação individual com Trp, Thr e Ile mantém o desempenho e a qualidade dos ovos de galinhas poedeiras Hy-Line a partir das 30 semanas de idade. Torki et al. (2015) demonstraram uma questão importante em relação às variáveis produção e massa de ovos. Verificaram que essas variáveis demandam maiores níveis de PB para serem mantidas do que a variável conversão alimentar. Os autores concluem que 13,5% de PB e a suplementação com os AAs Met e Trp foram suficientes para manter a produção e a massa de ovos, porém, dietas com 10,5% de PB suplementadas com Met, Lys, Thr e Trp mantiveram a conversão alimentar semelhante às aves que receberam dietas com 16,5% de PB suplementadas apenas com Met.

A redução do PC na dieta não influenciou o peso dos ovos $(P>$

0,05), o que também mostra que a suplementação com AAs essenciais restaurou o nível necessário de PC. Do mesmo modo, Roberts et al. (2007) avaliaram uma redução percentual semelhante no nível de proteínas e verificaram que o peso dos ovos não foi afetado por uma dieta com menos proteínas, mas as galinhas alimentadas com uma dieta com baixo teor de PC produziram menos ovos, tal como no nosso estudo. Em contraste, Leeson e Caston (1996) relataram que o peso dos ovos foi menor quando as aves receberam dietas contendo 14,4% de PC em comparação com dietas com 16,8% de PC, embora ambas as dietas contivessem níveis iguais de Met + Cys e Lys. Os autores atribuíram o menor peso dos ovos a um nível inadequado de N total disponível na dieta. Segundo Heger (2003), a redução do PC deve ser tomada com cautela, pois pode levar a uma situação em que parte dos AAs essenciais são desviados para a síntese de AAs não essenciais devido à falta de N inespecífico para este processo, reduzindo assim a deposição de proteína corporal e o desempenho das aves. De acordo com Summers et al. (1991) e Blair et al. (1999), a redução nos níveis de PB da dieta causa primeiro uma redução no peso dos ovos e depois uma redução na produção de ovos.

As aves não têm necessidades de proteína bruta, mas têm especificamente necessidades de AAs. Este facto é confirmado nas nossas experiências, uma vez que os níveis de PC foram reduzidos e as exigências de AAs foram satisfeitas, o desempenho das aves aumentou. Brumano et al. (2010) relataram que os AAs têm relação direta com o peso dos ovos, produção de ovos, conversão alimentar e eficiência de uso do N, induzindo assim um melhor desempenho das aves. Esse efeito já é explicado por Lima et al. (2012), que concluíram que o aumento do nível de Trp na dieta de galinhas poedeiras é benéfico tanto para o sistema digestivo, aumentando a largura das vilosidades e a profundidade das criptas, quanto para o sistema reprodutivo, aumentando o número e a atividade das células produtoras de albúmen no magno e nas pregas secundárias do útero, potencializando e aumentando os índices produtivos como a produção de ovos.

O consumo de ração (CR) apresentou uma tendência muito semelhante, não sendo significativo entre os grupos de controlo e quando houve redução de PC *(P <0,05)* (Tabela 3 e 5). A média diária de FI por galinha foi de 114,1 para as galinhas Dekalb Brown e 92,9g para as Dekalb White. Estes resultados mostram que a suplementação com AAs foi adequada para manter os níveis essenciais de AA e satisfazer as necessidades das aves. De acordo com Kumta & Harper (1961), níveis adequados de AAs no plasma servem como um sinal no controlo do apetite. Em contraste com os nossos resultados, Wu et al. (2007) relataram que as galinhas alimentadas com uma dieta com 16% de proteína bruta consumiram menos comida do que as alimentadas com dietas contendo 15,5% ou 14,9% de PC. Uma vez que a massa de ovos e o consumo de ração foram semelhantes entre os tratamentos em ambas as experiências, não houve diferença significativa (P> 0,05) na conversão alimentar por massa de ovos. No entanto, as galinhas Dekalb Brown tiveram a conversão alimentar por dúzia de ovos afetada *(P <0,05).*

Khajali et al. (2008) avaliaram dietas com baixo teor de PB suplementadas com Met e Lys, mantendo a relação sulfurosa AA : Lys de acordo com a dieta de controlo para galinhas poedeiras com base na taxa de produção de ovos. Os autores concluíram que o período não foi significativo para influenciar a espessura da casca, mas foi significativo para a altura do albúmen. Da mesma forma, Novak et al. (2006) mostraram que alimentar galinhas poedeiras com dietas com baixo teor de PB não influenciou as medidas de qualidade da casca e do interior do ovo. Em contraste, a altura do albúmen e o peso da casca das galinhas poedeiras alimentadas com baixo teor de

PB foram inferiores aos das galinhas que receberam a dieta de controlo (Adeyemo et al. 2012).

Com o objetivo de reduzir os custos do milho e do farelo de soja na alimentação das aves, a redução do nível de PC em combinação com a suplementação de AAs cristalinos essenciais tornou-se uma prática cada vez mais comum na indústria avícola. A proteína bruta é um componente caro das dietas das aves, especialmente tendo em conta os aumentos actuais e projectados dos preços da soja. Por conseguinte, a redução da PC nas dietas das galinhas tem o potencial de reduzir consideravelmente os custos de produção, especialmente quando se utilizam AA essenciais cristalinos.

A avaliação separada do primeiro e do segundo tratamento mostrou que a farinha de carne e ossos tinha um custo mais baixo por quilograma de ração e uma maior rentabilidade. Ambos os tratamentos cumpriram os mesmos requisitos de AAs, mas apenas o segundo continha farinha de carne e ossos. A farinha de carne e ossos é um ingrediente enriquecido com PC e barato em comparação com a farinha de soja. Para além disso, é rica em fósforo e cálcio disponíveis, o que leva à redução dos outros ingredientes ricos nestes nutrientes.

As galinhas alimentadas com dietas com baixo teor de PC suplementadas com Met, Lys e Trp apresentaram a maior rentabilidade em comparação com as outras, incluindo a dieta com baixo teor de PC suplementada com Met, Lys, Thr, Val e Trp. Esta constatação é explicada pelo custo relativo das fontes cristalinas utilizadas na suplementação. Fontes de AAs adicionais, como L-Val e L-Trp, ainda não têm uma relação custo/benefício favorável à sua inclusão em dietas de galinhas poedeiras em comparação com DL-Met e L-Lys, por exemplo. Kesharvarz e Austic (2004) também observaram que os custos da dieta aumentam quando há fontes suplementares de AAs cristalinos. Estes autores avaliaram a redução do PC de 16% para 13% nas rações de galinhas poedeiras e verificaram que os custos da ração aumentaram em 141 dólares/tonelada, o que estava associado ao custo dos cinco AA essenciais cristalinos utilizados para suplementar a dieta com baixo PC na altura em que este estudo foi realizado. Yakout et al. (2006a) relataram que a redução do PC nas rações de galinhas poedeiras de 19% para 15% tem o potencial de economizar até US$ 11/tonelada de ração. Os AA cristalinos têm-se tornado cada vez mais disponíveis e acessíveis nos últimos anos, e a redução do PC da dieta tem-se revelado uma estratégia alimentar economicamente vantajosa.

Conclusões

A suplementação com AAs cristalinos e a redução de PC é demonstrada como um fator essencial para a eficácia da produção das galinhas poedeiras Dekalb Brown e Dekalb White a partir das 25-40 semanas de idade, com efeitos adversos não observáveis na qualidade dos ovos, proporcionando uma maior rentabilidade.

Referências

Adeyemo G., Abioye S., & Aderemi F. 2012. O efeito de níveis variados de proteína bruta na dieta com aminoácidos balanceados sobre o desempenho e as caraterísticas de qualidade dos ovos de poedeiras na primeira fase de postura. Ciência da Nutrição Alimentar, **3**:526-52.

Awad E.A., Fadlullah M., Zulkifli I., Soleimani A.F., & Loh T.C. 2014. Fortificação com aminoácidos de dieta pobre em proteínas para frangos de corte em clima tropical: perfil ideal de aminoácidos essenciais. I. J. Ani. Sci. 13:3166.

Blair R., Jacob J.P., Ibrahim S., & Wang P. 1999. A quantitative assessment of reduced protein diets and supplements to improve nitrogen utilization. J. Appl. Poul. Res. 8:25-47.

Bregendahl K., & Roberts S. 2007. Estratégias nutricionais para reduzir as emissões de amoníaco das galinhas poedeiras. In: Actas da Convenção da Federação Avícola do Centro-Oeste. 2 de janeiro de 2007; St. Paul: Minnesota. p.1-19.

Brumano G., Gomes P.C., Donzele J.L., Rostagno H.S., Rocha T.C., & Mello H.H.C. 2010. Niveis de metionina + cistina digestivel para poedeiras leves no periodo de 42 a 58 semanas de idade. Rev. Bras. Zootec. 39:1984-1992.

Burley H.K., Patterson P.H., & Elliot M.A. 2013. Efeito de uma proteína bruta reduzida, dieta equilibrada em aminoácidos no desempenho das galinhas, custos de produção e emissões de amoníaco num bando de galinhas poedeiras comerciais. J. Appl. Poul. Res. 22:217-228.

Heger J. 2003. Rácios de aminoácidos essenciais e não essenciais. In: D'Mello JPF, editor. Aminoácidos em Nutrição Animal. 2nd ed. Wallingford: CAB International. p. 538.

Ji F., Fu S.Y., Ren B., Wu S.G., Zhang H.J., Yue H.Y., Gao J., Helmbrecht A., & Qi G.H. 2014. Avaliação de dietas suplementadas com aminoácidos variando em níveis de proteína para galinhas poedeiras. J. Appl. Poul. Res. 23: 384-392.

Keshavarz K., & Austic R.E. 2004. The use of low-protein, low-phosphorus, amino acid- and phytase-supplemented diets on laying hen performance and nitrogen and phosphorus excretion. Poult Sci. 83:75-78.

Leeson S., & Caston L.J. 1996. Response of laying hens to diets varying in crude protein or available phosphorous (Resposta de galinhas poedeiras a dietas que variam em proteína bruta ou fósforo disponível). J. Appl. Poul. Res. 5:289-296.

Lima M.R., Costa F.G.P., Guerra R.R., Silva J.H.V., Rabello C.B.V., Miglino M.A., Lobato G.B.V., Netto S.B.S., & Dantas L.S. 2013. Relação treonina:lisina para dietas de galinhas codornas japonesas. J. Appl. Poul. Res. 22:260-268.

MacLeod, M.G. 1997. Effects of amino acid balance and metabolism in male broiler chickens. Brit. Poul. Sci. 38:405-411.

Nahm K.H. 2007. Formulações de rações para reduzir a excreção de N e a emissão de amoníaco a partir de estrume de aves de capoeira. Bioresource Technol. 98:2282-2300.

Novak C.L., Yakout H.M., & Scheideler S.E. 2006. O efeito do nível de proteína da dieta e do rácio aminoácido sulfúrico total: lisina nos parâmetros de produção de ovos e no rendimento dos ovos em galinhas Hy Line W-98. Poult. Sci. 85:2195-2206.

Parsons C.M. 1995. Utilização de nutrientes e métodos de avaliação - uma perspetiva ambiental. In: Simpósio de Tecnologia Degussa. Indianápolis. Indiana: Degussa; p. 1-5.

Roberts S.A., Xin H., Kerr B.J., Russell J.R., & Bregendahl K. 2007. Effects of dietary fiber and reduced crude protein on ammonia emission from laying-hen manure. Poult. Sci. 86:1625-1632.

Rojas I.C.O., Murakami A.E., Fanham J.C., Picoli K.P., & Barbosa M.J.B. 2015. Suplementação de triptofano, treonina e isoleucina em dietas de baixa proteína para galinhas poedeiras comerciais. Sem. Cien. Agr. 36:1735-1744.

Rostagno H.S., Albino L.F.T., & Donzele, J.L. 2011. Tabelas Brasileiras para Aves e Suínos: Composigao de Alimentos e Exigencias Nutricionais. 3ª ed. Universidade Federal de Vigosa: Departamento de Zootecnia. p.186.

SAS. Statistical Analysis Systems Institute: Guia do utilizador. 8th ed. SAS Institute Inc., Carolina do Norte; 2001. p.295.

Summers J.D., Atkinson J.L., & Spratt D. 1991. Suplementação de uma dieta pobre em proteínas numa tentativa de otimizar a produção de massa de ovos. Canad. J. Ani. Sci. 71:211-220.

Wu G.P., Gunawardana M.M., Bryant R., Voitle A., & Roland D.A.

2007. Efeitos da energia e proteína da dieta no desempenho, composição do ovo, sólidos do ovo, qualidade do ovo e lucros das galinhas Hy-line W-36 durante a fase 3. Japan Poult. Scien. 44:52-57.

Yakout H.M., Hoehler D., & Novak C. 2006a. Effects of reducing dietary protein on performance of white leghorn layers during the first production cycle. Poult. Sci. 85:190 (Suppl. 1).

Yakout H.M., Hoehler D., & Novak C. 2006b. Effects of reducing dietary protein on performance of white leghorn layers during the second production cycle. Poult. Sci. 85:120 (Suppl. 1).

Zaman Q.U., Mushtaq T., Nawaz H., Mirza M.A., Mahmood S., Ahmad T., Babar M.E., & Mushtaq M.M.H. 2008. Effect of varying dietary energy and protein on broiler performance in hot climate. Ani. Feed Sci. and Tech. 146:302-312.

Capítulo 2

NECESSIDADES DE TRIPTOFANO DAS GALINHAS POEDEIRAS DE OVOS CASTANHOS

Fernando Guilherme Perazzo Costa[1] , Gledysonn Bruno Vieira Lobato[1] ,
Matheus Ramalho de Lima[2] , Claudia de Castro Goulart[1] , Sarah Gomes Pinheiro[1] , Guilherme Souza Lima[1] , Danilo Teixeira Cavalcante[1] , Danilo Vargas Goncalves Vieira[3]

RESUMO - O objetivo foi estimar as exigências nutricionais de triptofano digestível (dTrp) para galinhas poedeiras de ovos castanhos, utilizando dietas com diferentes rácios dTrp:dLys. Um total de 384 galinhas poedeiras foram distribuídas em 6 tratamentos e 8 réplicas com 8 galinhas cada, num delineamento inteiramente casualizado. A dieta de controlo (1,88g/kg de dTrp, 7,23g/kg de dLys; dTrp:dLys 26) foi utilizada como base para fazer os tratamentos de 2 a 6. Estas dietas continham L-triptofano em vez de ácido L-glutâmico, de modo a atingir os níveis de 0,124, 0,137, 0,151, 0,165 e 1,79 g/kg de dTrp, com dTrp:dLys 18, 20, 22, 24 e 26, respetivamente. Houve efeito significativo dos níveis de dTrp sobre a produção de ovos, massa de ovos, conversão alimentar por massa de ovos e conversão alimentar por dúzia de ovos (P<0,05). A qualidade dos ovos não foi influenciada pelos níveis de dTrp. As dietas com 1,58g/kg ou 158 mg de dTrp/galinha/d são recomendadas para galinhas poedeiras de ovos castanhos, correspondendo a um rácio dTrp:dLys de 23.

Palavras-chave: aminoácido, postura de ovos, proteína ideal

[1]Universidade Federal da Paraíba (UFPB), 58397-000, Brasil. E-mail: perazzo63 @gmail.com.
[2]Professor da Universidade Federal do Sul da Bahia (UFSB), 45662-900, Brasil. E-mail: mrlmatheus@gmail.com
[3]Professor da Universidade Federal do Tocantins (UFT), 77804-970, Brasil. Email: danilovargaszoo@hotmail.com.

Introdução

A proteína é um dos nutrientes mais importantes para o desenvolvimento de uma ave, porém, os animais não apresentam exigências de proteína bruta em si, mas de cada aminoácido - essencial ou não - que a compõe, Lima et al., (2014). O excesso de PC intensifica o metabolismo aumentando o desperdício de energia (Leclerq, 1998), a temperatura do corpo (Musharaf et al., 1999), a ingestão de água, que pode resultar em excretas aquosas, levando a problemas de desempenho (Emadi et al., 2010) e a excreção de ácido úrico (Latsaw et al., 2011).

De acordo com Deponti et al., (2007), em dietas à base de milho e soja, o primeiro aminoácido limitante para galinhas poedeiras é a metionina, seguida pela Lis e Trp. No entanto, nas formulações actuais em que a metionina e a lisina são normalmente suplementadas nas suas formas sintéticas, o Trp torna-se o próximo aminoácido limitante (Peganova et al., 2003).

A Trp está associada a muitas funções fisiológicas importantes nos animais. Segundo Corzo et al., (2005), a Trp está associada às hormonas serotonina e melatonina que actuam no controlo dos ritmos circadianos e está associada à pressão arterial, temperatura corporal, consumo de alimentos, crescimento e reparação de tecidos. A deficiência de Trp pode causar a diminuição dos níveis de serotonina, com consequente redução no consumo de ração, resultando na diminuição do ganho de peso de frangos de corte e da produção de ovos em galinhas poedeiras. Lima et al., (2012) relataram que um aumento na relação Trp digestível: Lye digestível causa efeitos positivos significativos nos sistemas digestivo e reprodutivo de galinhas poedeiras brancas.

Apesar de sabermos da importância do triptofano na dieta de poedeiras, as informações sobre as exigências de dTrp, e principalmente sua relação com a lisina, são escassas na literatura e, quando disponíveis, apresentam grande variação em seu perfil ideal (Campos et al., 2012). Corzo, (2012) estuda as relações dTrp:dLys para poedeiras, e o autor também relata a necessidade contínua da determinação das exigências de aminoácidos como Trp, Arg e Gly, colocadas pela inclusão rotineira de alimentos alternativos em substituição às oleaginosas, como a soja, ou devido ao melhoramento genético de algumas linhagens comerciais.

Assim, o objetivo era estimar as necessidades nutricionais de triptofano digestível para galinhas poedeiras de ovos castanhos, utilizando dietas com diferentes rácios de triptofano digestível: lisina digestível.

Material e métodos

O experimento foi realizado em Areia, Paraíba, Brasil (6° 57' 42" Sul, 35° 41' 43" Oeste). A pesquisa com animais foi conduzida de acordo com o comitê institucional de uso de animais.

Foram utilizadas trezentas e oitenta e quatro galinhas poedeiras de ovos castanhos (Dekalb Brown) com 26 a 46 semanas de idade e 1650±150g de peso vivo, com seis tratamentos e oito réplicas com oito galinhas cada. O período de adaptação foi de 8 d antes da fase experimental. O período experimental foi de 140 d, dividido em 5 fases de 28 d. Os tratamentos foram distribuídos em um delineamento inteiramente casualizado. As galinhas foram alojadas em gaiolas com 25 cm x 40 cm x 40 cm. O programa de luz adotado foi o de iluminação natural mais cinco horas de iluminação artificial. A água e a ração foram *"ad libitum""*.

A dieta de controlo (1,88g/kg de dTrp, 7,23g/kg de dLys; dTrp:dLys 26) foi utilizada como base para fazer os tratamentos de 2 a 6. Estas dietas continham L-triptofano em vez de ácido L-glutâmico de modo a atingir os níveis de 1,24, 1,37, 1,51, 1,65 e 1,79g/kg de dTrp, com dTrp:dLys 18, 20, 22, 24 e 26, respetivamente.

As variáveis avaliadas foram: consumo de ração (g/dia por galinha), produção de ovos (ovo/dia x 100), peso do ovo (g/ovo), massa do ovo (g), conversão alimentar por massa de ovo (kg/kg), conversão alimentar por dúzia de ovos (kg/doz), pesos relativos (g/100g de ovo) da gema, do albúmen e da casca, espessura da casca do ovo (mm), unidade Haugh e gravidade específica (g/gm^3).

As amostras de dietas foram analisadas quanto à MS, colocando amostras triplicadas numa estufa a 105°C durante 24 h (AOAC, 1990). O teor de azoto (amostras em triplicado) das amostras de ração foi determinado numa amostra de 0,25 g com um analisador de combustão (Leco modelo FP-2000 N analyzer) utilizando EDTA como padrão de calibração, sendo a PC calculada multiplicando a percentagem de N por 6,25. O teor completo de AA das dietas foi analisado por um laboratório comercial em triplicado para as dietas (AOAC 1990; método 982.30 E (a,b,c). A oxidação do ácido perfórmico (AOAC 1990; método 985.28) foi efectuada antes da hidrólise ácida para a determinação de Met e Cys, enquanto todos os outros AA foram determinados após a hidrólise ácida. Para além disso, as dietas foram analisadas em relação ao fósforo e ao cálcio (método 985.01), tal como descrito pela AOAC International (2000).

As variáveis avaliadas foram analisadas estatisticamente no software SAEG (*Sistema para Análises Estatísticas e Genéticas;* (1997), utilizando modelos de regressão (linear e quadrática). Os dados foram submetidos à análise de variância, teste de Dunnett para comparação entre a dieta controle e os demais tratamentos e regressão polinomial para o nível ótimo de triptofano digestível, porém os dados da dieta controle não foram utilizados nesta análise.

Resultados

A variação na relação dTrp:dLys influenciou o desempenho das galinhas poedeiras de ovos marrons (Tabela 2). O consumo de ração não foi alterado estatisticamente, porém, os demais itens avaliados (Tabela 2, e equações na Tabela 3) tem efeito significativo, com efeito quadrático (produção de ovos, peso dos ovos, massa de ovos, conversão de ovos em massa e conversão de ovos em dúzias de ovos). Não foram observados efeitos significativos sobre as variáveis de qualidade dos ovos (Tabela 4).

Em relação à dieta de controlo, apenas as galinhas alimentadas com a dieta que continha o rácio dTrp:dLys 18 mais baixo tiveram maus resultados para as variáveis produção de ovos, massa de ovos, conversão alimentar por massa de ovos e conversão alimentar por dúzia de ovos. Este facto pode estar relacionado com uma síntese reduzida de serotonina em resultado da deficiência de Trp. Em contrapartida, a relação dTrp:dLys 23 proporcionou uma maior produção de ovos e uma melhor conversão da massa de ovos do que a dieta de controlo (1,88g/kg dTrp, 7,23g/kg dLys; dTrp:dLys 26). De acordo com o consumo de ração (100,1 g/galinha/dia), pode estimar-se que a ingestão diária de 158 mg de Trp por galinha é suficiente para manter um desempenho ótimo.

Foi observado um efeito quadrático sobre a conversão por massa e dúzia de ovos, o que pode ser explicado pela maior produção de ovos. A resposta óptima das variáveis avaliadas correspondeu à relação dTrp:dLys 23 e 22,9, respetivamente, equivalente a 1,58g/kg na dieta ou 157 mg/ave/dia de dTrp para as 2 variáveis.

Discussão

Nesta pesquisa, não foi observado efeito no consumo de ração, corroborando com os resultados relatados por Lima et al., (2012), quando estes autores trabalharam com poedeiras brancas com 29 wk de idade, e avaliaram cinco níveis (1,51, 1,67, 1,83, 1,99 e 2,15g/kg) de dTrp. Da mesma forma, para poedeiras de ovos brancos de 60 a 76 semanas de idade, Cardoso et al. (2014) avaliaram cinco níveis (1,67, 1,75, 1,83, 1,91 e 1,99g/kg) de dTrp e não observaram diferenças significativas entre os tratamentos testados para o consumo de ração.

Diferentemente, Peganova et al., (2003) ao fornecerem dietas para galinhas poedeiras contendo níveis adequados ou elevados de grandes aminoácidos neutros - LNAA (Ile, Val, Leu, Phe e Tyr) e diferentes concentrações de Trp, verificaram uma acentuada redução no consumo de ração com o menor nível de Trp (1,0g/kg) na dieta, independentemente das quantidades de LNAA. Segundo estes autores, o excesso de isoleucina pode comprometer a passagem do triptofano através da barreira hemato-encefálica, provocando uma deficiência deste aminoácido no cérebro, o que pode influenciar a síntese ou libertação de serotonina.

De acordo com os dados, o triptofano melhorou significativamente o desempenho das galinhas avaliadas em nosso estudo, a ponto da produção de ovos passar de 76,60 para 87,84 ovos/dia x100 nas galinhas que receberam uma dieta com 1,24 e 1,65g/kg de dTrp, respetivamente. Estes resultados são consistentes com Rostagno et al., (2005) e Rostagno et al., (2011), em que a relação dTrp:dLys recomendada no perfil proteico ideal 23, mas suas publicações sugeriram níveis dietéticos diferentes, 1,73 e 1,78g/kg, respetivamente.

Deponti et al., (2007) desenvolveram uma experiência para avaliar as necessidades de triptofano e o padrão de desempenho de recuperação de galinhas poedeiras alimentadas com dietas deficientes em triptofano. A produção e a massa de ovos foram afectadas negativamente quando as galinhas foram alimentadas durante seis semanas com dietas contendo 0,13% de dTrp. No entanto, o desempenho foi recuperado após uma semana de alimentação com uma dieta contendo 2,1g/kg de dTrp. Os autores concluíram que as necessidades de dTrp são de aproximadamente 1,61g/kg para a produção máxima de ovos. Neste estudo, as dietas que continham níveis de dTrp inferiores a 1,58g/kg provocaram uma diminuição da produção de ovos e níveis inferiores a 1,62g/kg provocaram uma diminuição da massa dos ovos.

Avaliando as relações dTrp:dLys na dieta de poedeiras de ovos brancos com 29 semanas de idade, Lima et al., (2012) obtiveram relações de 24,58 e 25,25, correspondendo aos consumos de 205,4 e 211,06 mg/hen/dia, respetivamente. Esses resultados divergem dos apresentados por Peganova et al., (2003), que trabalharam com poedeiras de 31 a 37 semanas de idade, e Deponti et al., (2007), que trabalharam com poedeiras de 51 semanas de idade, sendo que nenhum deles observou diferenças significativas.

Não foram observados efeitos significativos sobre as variáveis de qualidade dos ovos (Tabela 4), corroborando resultados de Jensen et al., (1965), Deponti et al., (2007) e Cardoso et al., (2014), e diferentemente dos resultados encontrados por Harms e Russell (2000). Os últimos autores citados encontraram um aumento no peso dos ovos de 49,7 para 54,8 g quando o teor de triptofano na dieta aumentou de 1,2 para 2,0g/kg. No entanto, nesta experiência, os níveis de proteína e de outros aminoácidos como Met e Lys também aumentaram, tal como os níveis de Trp, o que pode explicar o maior peso dos ovos. Os autores estabeleceram a recomendação de 139,8 e 149 mg dTrp/galinha/dia para otimizar a produção de ovos e o conteúdo interno dos ovos, respetivamente.

Conclusões

Recomenda-se uma dieta com 1,58 g/kg ou 158 mg de Trp digestível/galinha/dia, equivalente a dTrp:dLys 23, para galinhas poedeiras de ovos castanhos das 26 às 46 semanas de idade.

Referências

Campos, A. M. A.; Rostagno, H. S.; e Nogueira, E. T. 2012. Atualizagao da proterna ideal para frangos de corte: arginina, isoleucina, valina e triptofano, Revista Brasileira de Zootecnia 41:326-332.

Cardoso, A. S.; Perazzo Costa, F. G.; Silva, J. H. V.; Saraiva, E. P.; Nogueira, E. T.; Santos, C. S.; Lima, M. R.; e Vieira, D. V. G. 2014. Exigência nutricional de triptofano digestível para poedeiras de ovos brancos de 60 a 76 semanas de idade. The Journal of Applied Poultry Research 23:729-734.

Corzo, A. 2012. Determinação dos rácios ideais de arginina, triptofano e glicina em pintos de carne de alto rendimento. The Journal of Applied Poultry Research 21:79-87.

Corzo, A.; Kidd, M. T.; e Thaxton, J. P. 2005. Dietary tryptophan effects on growth and stress responses of male broiler chicks. British Poultry Science 46:478-484.

Deponti, B. J.; Faria, D. E. e Faria Filho, D. E. 2007. Exigencias de triptofano e padrao de recuperacao do desempenho de poedeiras comerciais apos alimentacao com ragoes deficientes em triptofano. Revista Brasileira de Zootecnia, 36:1324-1330.

Emadi, M.; Kaveh, K.; e Jahanshiri, F. 2010. Efeitos do triptofano na dieta sobre o desempenho do crescimento e os parâmetros sanguíneos em pintos de carne. Journal of Animal and Veterinary Advances 9:700-704.

Harms, R. H.; e Russell, G. B. 2000. Evaluation of tryptophan requirement of the commercial layer by using a corn-soybean meal basal diet. Poultry Science, 79:740-742.

Jensen, L. S.; Calderon V. M.; e Mendonga Jr., 1990. Response to tryptophan of laying hens fed practical diets varying in protein concentration. Poultry Science 69: 1956-1965.

Latshaw, J. D.; e Zhao, L. 2011. Efeitos da proteína da dieta no desempenho das galinhas e na excreção de azoto. Poultry Science 90:99-106.

Leclerq, B. 1998. Efeitos específicos da lisina na produção de frangos de carne: comparação com a treonina e a valina. Poultry Science 77:118-123.

Lemme, A. 2009. Recomendação de aminoácidos para galinhas poedeiras. Lohman Information 42:22-32.

Lima, M. R.; Perazzo Costa, F. G.; Guerra, R. R.; Silva, J. H. V.; Rabello, C.

B. V.; Miglino, M. A.; Nogueira, E. T.; e Pinheiro, S. G. 2012.

Relação triptofano digestível: lisina para galinhas poedeiras. Revista Brasileira de Zootecnia 41:2203-2210.

Lima, R. C.; Perazzo Costa, F. G.; Goulart, C. C.; Cavalcante, L. E.; Freitas, E. R.; Silva, J. H. V.; Dantas, L. S.; e Rodrigues, V. P. 2014. Exigencia nutricional de proteina bruta para codornas japonesas (Coturnix coturnix japonica) na fase de postura. Arquivo Brasileiro de Medicina Veterinaria e Zootecnia 66:1234-1242.

Musharaf, N. A.; e Latshaw, J. D. 1999. Heat increment as affected by protein and amino acid nutrition. World's Poultry Science Journal 55:233240.

Peganova, S.; Hirche, F.; e Eder, K. 2003. Requirement of tryptophan in relation to the supply of large neutral amino acids in laying hens. Poultry Science 82:8215-8223.

Rostagno, H. S.; Albino, L. F. T.; e Donzele J. L. 2005. Tabelas brasileiras para aves e suinos: composigao de alimentos e exigencias nutricionais. 2a ed. Vigosa, MG: Universidade Federal de Vigosa, 186p.

Rostagno, H. S.; Albino, L. F. T.; e Donzele, J. L., 2011. Tabelas brasileiras para aves e suinos: composigao de alimentos e exigencias nutricionais. 3.ed. Vigosa, MG: Universidade Federal de Vigosa, 252p.

Artigos, g/100g	Níveis de triptofano, g/kg na alimentação					
	Controlo	1.24	1.37	1.51	1.65	1.79
Milho (7,88% PC)	64.392	64.392	64.392	64.392	64.392	64.392
Farinha de soja (45,22% PC)	10.747	10.747	10.747	10.747	10.747	10.747
Farinha de glúten de milho (60%	7.658	7.658	7.658	7.658	7.658	7.658
Calcário	9.773	9.773	9.773	9.773	9.773	9.773
Fosfato dicálcico	1.572	1.572	1.572	1.572	1.572	1.572
Óleo de soja	4.000	4.000	4.000	4.000	4.000	4.000
Sal	0.510	0.510	0.510	0.510	0.510	0.510
L-Lisina.HCl	0.327	0.327	0.327	0.327	0.327	0.327
DL-Metionina	0.172	0.172	0.172	0.172	0.172	0.172
L-Treonina	0.039	0.039	0.039	0.039	0.039	0.039
L-Isoleucina	0.053	0.053	0.053	0.053	0.053	0.053
L-Arginina	0.027	0.027	0.027	0.027	0.027	0.027
L-Valina	0.021	0.021	0.021	0.021	0.021	0.021
Carbonato de potássio	0.329	0.329	0.329	0.329	0.329	0.329
Cloreto de colina 60%	0.070	0.070	0.070	0.070	0.070	0.070
Pré-mistura mineral[1]	0.050	0.050	0.050	0.050	0.050	0.050
Pré-mistura de vitaminas[2]	0.050	0.050	0.050	0.050	0.050	0.050
Antioxidante[3]	0.010	0.010	0.010	0.010	0.010	0.010
Inerte[4]	0.131	0.069	0.077	0.084	0.092	0.100
Ácido L-Glutâmico	0.000	0.177	0.155	0.133	0.110	0.088
L-Triptofano	0.069	0.000	0.015	0.030	0.044	0.059
Total	100.00	100.00	100.00	100.00	100.00	100.00
Composição química						
Energia Metabolizável (kcal/kg)	2,825	2,825	2,825	2,825	2,825	2,825
Proteína bruta, g/kg	153.9	153.9	153.9	153.9	153.9	153.9
Cálcio, g/kg	42.00	42.00	42.00	42.00	42.00	42.00
Fósforo disponível, g/kg	3.75	3.75	3.75	3.75	3.75	3.75
Sódio, g/kg	2.30	2.30	2.30	2.30	2.30	2.30
Cloro, g/kg	3.69	3.69	3.69	3.69	3.69	3.69
Potássio, g/kg	5.90	5.90	5.90	5.90	5.90	5.90

Lisina digestível, g/kg	7.23	6.87	6.87	6.87	6.87	6.87
Metionina + cistina digestíveis,	6.58	6.58	6.58	6.58	6.58	6.58
Metionina digestível, g/kg	4.32	4.32	4.32	4.32	4.32	4.32
Treonina digestível, g/kg	5.06	5.06	5.06	5.06	5.06	5.06
Valina digestível, g/kg	6.36	6.36	6.36	6.36	6.36	6.36
Isoleucina digestível, g/kg	5.78	5.78	5.78	5.78	5.78	5.78
Triptofano digestível, g/kg	1.88	1.24	1.37	1.51	1.65	1.79

Tabela 1. Composição alimentar das dietas experimentais (Cont.)

Dig. Rácio triptofano: dig. Rácio	26	18	20	22	24	26
Balanço eletrolítico, mEq/kg	147.3	147.33	147.33	147.33	147.33	147.33
Composição analisada						
Proteína bruta, g/100g	*15.28*	*15.62*	*15.01*	*15.11*	*15.06*	*15.24*
Lisina, g/100g	*0.71*	*0.68*	*0.67*	*0.67*	*0.68*	*0.68*
Metionina, g/100g	*0.42*	*0.44*	*0.45*	*0.43*	*0.45*	*0.44*
Treonina, g/100g	*0.50*	*0.50*	*0.50*	*0.50*	*0.50*	*0.50*
Triptofano, g/100g	*0.18*	*0.12*	*0.14*	*0.15*	*0.16*	*0.18*
Cálcio, g/100g	*4.1*	*4.1*	*4.1*	*4.1*	*4.1*	*4.1*
Fósforo, g/100g	*0.4*	*0.4*	*0.4*	*0.4*	*0.4*	*0.4*

[1]Pré-mistura mineral por kg de ração: Mn, 60 g; Fe, 80 g; Zn, 50 g; Cu, 10 g; Co, 2 g; I, 1 g, Selénio - 250 mg; e quantidade de veículo suficiente para 500 g.[2]Premix vitamínico por kg de ração: Vit. A - 15.000,000 Ul, Vit. D3 - 1.500,000 Ul, Vit. E - 15,000 Ul, Vit.B1 - 2,0 g, Vit.B2-4,0 g, Vit B6 - 3,0 g, Vit.B_n - 0,015 g, Ácido nicotínico - 25 g, Ácido pantoténico - 10 g, Vit.K3 - 3,0 g, Ácido fólico - 1,0 g.[3]Antioxidante, hidroxitolueno butilado,[4] Areia lavada,[5] Foram efectuadas amostras em duplicado para os nutrientes indicados na secção Composição analisada.

Quadro 2 - Consumo de ração (CR, g/ave/dia), produção de ovos (PE, ovo/dia x 100), peso dos ovos (PE, g/ovo), massa de ovos (ME, g), conversão alimentar por massa de ovos (CAO, kg/kg) e por dúzia de ovos (CAED, kg/doz) em galinhas poedeiras de ovos castanhos das 26 às 46 semanas, de acordo com os rácios Trp:Lys digestíveis

Triptofano, g/kg	Trp:Lys	FI[1]	PE[2]	EW[3]	EM[4]	FCEM[5]	FCED[6]
1.88 (Controlo)	26	101.7	86.8	59.7	51.9	1.973	1.413
1.24	18	101.0	76.6^s	60.4	46.35	2.203[5]	1.598[5]
1.37	20	97.5	84.4	58.1	49.0	1.997	1.391
1.51	22	99.0	86.0	59.0	50.8	1.961	1.386
1.65	24	101.1	87.4	59.8	52.3	1.938	1.393
1.79	26	100.4	83.7	59.5	49.7	2.040	1.459
Média		100.1	84.2	59.4	50.0	2.019	1.440
Valor P							
Linear		0.131	0.087	0.138	0.101	0.074	0.066
Quadrática		0.087	0.004	0.098	0.042	0.031	0.028
SEM*		0.7252	0.8629	0.2584	0.5110	0.0210	0.0172

5=As médias seguidas deste símbolo diferem estatisticamente da média do controlo, teste de Dunnett; SEM, erro padrão da média; CV = coeficiente de variação; *oito repetições por tratamento; consumo de ração;[2] produção de ovos;[3] peso dos ovos;[4] massa dos ovos;[5] conversão alimentar por massa de ovos;[6] conversão alimentar por dúzia de ovos.

Tabela 3 - Equações polinomiais das variâncias influenciadas estatisticamente por
  os rácios Trp:Lys digeríveis

Variável	Equação polinomial	R^2	Trp, g/kg	Trp:Lys
Produção de ovos	Y = -132,73+ 19,111x- 0,4148x^2	0.97	1.58	23.0

Massa do ovo	$Y = -54{,}145 + 9{,}0637x - 0{,}1944x^2$	0.94	1.62	23.5
Conversão alimentar por	$Y = 7{,}8066 - 0{,}5144x + 0{,}0113x^2$	0.97	1.58	23.0
Conversão alimentar por dúzia de ovos	$Y = 6{,}5007 - 0{,}4531x + 0{,}01x^2$	0.91	1.57	22.9

"Tabela 4 - Peso relativo do albúmen (WA, g/100g de ovo), da gema (WY, g/100g de ovo) e da casca (WS, g/100g de ovo), espessura da casca (ST, mm) e unidade Haugh (HU) em galinhas poedeiras de ovos castanhos de 26 a 46w, de acordo com as relações Trp:Lys digestíveis

Triptofano, g g$^{/k}$	Trp:Lys	WA[1]	WY[2]	WS[3]	ST[4]	HU[5]
1,88 (Controlo)	26	59.9	28.5	13.9	0.462	94.6
1.24	18	62.1	28.2	14.1	0.456	94.9
1.37	20	60.7	27.9	13.9	0.448	94.1
1.51	22	61.6	28.0	14.0	0.447	93.0
1.65	24	61.7	28.1	14.0	0.443	92.1
1.79	26	61.6	28.3	14.0	0.450	93.5
Valor P						
Linear		0.212	0.028	0.278	0.287	0.071
Quadrática		0.343	0.114	0.220	0.291	0.083
SEM*		0.1895	0.078	0.0306	1.8824	0.4557

5 = As médias seguidas por este símbolo diferem estatisticamente da média do controlo, teste de Dunnett; SEM, erro padrão da média; CV = coeficiente de variação; *Oito repetições por tratamento;[1] peso do albúmen;[2] peso da gema;[3] peso da casca;[4] espessura da casca;[5] unidade Haugh.

Capítulo 3

ARGININA TOTAL PARA CODORNIZES JAPONESAS

Marcelo Helder Medeiros Santana[1] , Fernando Guilherme Perazzo Costa[2]
, Patricia Emilia Naves Givisiez[2] , Denise Fontana Figueiredo Lima[3] , Jalceyr
Pessoa Figueiredo Junior[4] , Matheus Ramalho de Lima[5] , Cleber Franklin dos
Santos Oliveira[2] , Elcio Goncalves dos Santos[6]

RESUMO - O objetivo deste estudo foi estimar a relação arginina: lisina da dieta na fase de crescimento e os efeitos residuais do início da produção de ovos em codornas de corte. Foram utilizadas 300 codornas japonesas de 1 a 21 dias de idade, com 10 aves por unidade experimental, e 200 codornas de 22 a 42 dias e durante a avaliação dos efeitos residuais de 43 a 63 dias, com oito aves por unidade experimental, e cinco tratamentos e cinco repetições. Os tratamentos consistiram em uma dieta basal para atender às exigências nutricionais, exceto para arginina, de forma a atingir os cinco níveis de arginina nas dietas experimentais (1,06, 1,14,   1,22, 1,30   e 1,38g/100g), sendo distribuídos nos
unidades experimentais de acordo com um delineamento inteiramente casualizado. Percebeu-se que na fase inicial houve efeito linear decrescente sobre o consumo de ração (CR) e efeito quadrático sobre o peso corporal final (PC), ganho de peso corporal (GP) e conversão alimentar (CA) em função dos níveis de arginina na dieta. Quanto à fase de crescimento, dos 22 aos 42 dias, o PV, o GP e a CF mantiveram o comportamento quadrático em função do aumento dos níveis de arginina na dieta, não sendo observada

resposta significativa para o IF. Para a fase de avaliação dos efeitos residuais, observou-se efeito quadrático significativo para idade ao primeiro ovo e peso do primeiro ovo. A recomendação das relações arginina: lisina são de 99,7, 108,1 e 104,7% para 1 a 21, 22 a 42 e 43 a 63 dias, respetivamente.

Palavras chave: Aminoácidos, Antagonismo, Nutrição de codornizes

[1]Instituto Federal do Acre, Sena Madureira, Acre, Brasil, 69940-000. E-mail: marcelo. santana@ifac.edu.br
[2]Universidade Federal   da Paraíba (UFPB), 58397-000, Brasil. E-mail:
        perazzo63@gmail .com.
[3]Universidade Federal Rural de Pernambuco, Garanhuns, Brasil, 55292-270. [4]Secretaria de Estado da Agricultura, Rio Branco, Acre, Brasil, 69900-510[5] Universidade Federal do Sul da Bahia, Teixeira de Freitas, Bahia, Brasil, 45988-058
[6]Instituto Federal de Roraima, 69343-000, Brasil

Introdução

Apesar do grande número de produtores de codornas japonesas, existe uma lacuna no que diz respeito à nutrição, especificamente sobre as recomendações nutricionais das mesmas. No entanto, recentemente, Silva e Costa (2009) estabeleceram valores com as exigências nutricionais para codornas japonesas em todas as fases de criação, permitindo aos produtores e pesquisadores uma formulação alimentar mais eficiente com redução de custos e excreção de poluentes pelas aves. Esses autores recomendam 1,16 e 1,25 g/100g de arginina digestível para codornas japonesas de 1 a 21 e 22 a 42 dias de idade, respetivamente, enquanto o NRC (1994) recomenda apenas um nível de arginina para essa fase de 1 a 42 dias, sendo de 1,06 g/100g de arginina total.

A arginina é frequentemente considerada o aminoácido limitante em dietas com milho e farelo de soja para frangos de corte (Atencio *et al.*, 2004), apesar de alguns trabalhos recentes mostrarem o aminoácido limitante valina como o quarto (Corzo *et al.,* 2008). Possivelmente por não possuírem um ciclo da ureia funcional, as aves têm uma exigência maior de arginina que os mamíferos (Baker e Molitoris, 1991). Mesmo sabendo da importância e da real exigência dietética de arginina na dieta de codornas, ainda são poucos os estudos referentes às exigências dietéticas de arginina para codornas japonesas, o que aumenta a utilização de níveis nutricionais de outras aves, como frangos e galinhas poedeiras, nas dietas das codornas, o que pode promover grandes problemas metabólicos, limitando o desempenho das aves, uma vez que, segundo Silva e Costa (2009), as exigências nutricionais das codornas são diferentes quando comparadas com as de galinhas e frangos de corte, e galinhas poedeiras, principalmente para os aminoácidos, onde estas aves possuem maior exigência.

Como visto anteriormente, a arginina pode promover importantes alterações no desempenho das aves, por isso a relação arginina: lisina na ração pode interferir em muitos aspectos, desde que se conheça a incompatibilidade entre esses aminoácidos, pois eles competem pelo mesmo sítio de absorção. Um excesso de lisina promove um aumento na exigência dietética de arginina, devido principalmente ao aumento da atividade da arginase renal (Corzo e Kidd, 2003), que promove um aumento da excreção de arginina e uma maior necessidade de síntese protéica tecidual.

O objetivo deste estudo foi estimar a relação arginina: lisina da dieta na fase de crescimento e os efeitos residuais na fase inicial de produção de ovos das codornizes japonesas.

Material e métodos

O estudo foi realizado no Centro de Pesquisa Avícola da Universidade Federal da Paraíba para avaliar as exigências de arginina total e relação arginina:lisina na dieta de codornas japonesas na fase inicial (de 1 a 21 dias) e de crescimento (de 22 a 42 dias), sendo nesta última mensurado seu efeito residual sobre a produção inicial de ovos dos 43 aos 63 dias de idade. Os protocolos envolvidos neste estudo foram aprovados pelo Comitê de Cuidados com Animais da Universidade Federal da Paraíba.

Na fase de 1 a 21 dias de idade, as codornas foram alojadas em boxes de alvenaria, com dimensões 60x50x30cm (largura x comprimento x altura), contendo bebedouros e comedouros infantis, e uma fonte artificial de aquecimento. O peso vivo médio das aves no início do experimento foi de 7,90±0,05g, distribuídas em um delineamento inteiramente casualizado com 5 tratamentos e 5 repetições de 10 aves cada, totalizando 250 aves. Na fase de 22 a 42 dias de idade, as aves foram alojadas em gaiolas deitadas de arame galvanizado, com dimensões de 33x33x14cm (largura x comprimento x altura), com bebedouro tipo nipple fount e comedouro tipo pipeline. As aves iniciaram o período experimental com peso vivo médio de 79,8±0,06g, sendo distribuídas em um delineamento inteiramente casualizado com 5 tratamentos e 5 repetições de 8 aves cada, totalizando 200 aves.

As dietas experimentais nas fases de 1 a 21 e 22 a 42 dias consistiram de níveis crescentes de arginina total de 1,06, 1,14, 1,22, 1,30 e 1,38 g/100g, o que corresponde a uma relação arginina:lisina de 82, 88, 94, 100 e 106 %, conforme Tabela 1, tendo em vista as recomendações sugeridas pelo NRC (1994).

Quadro 1 - Composição química e alimentar da dieta basal

	ItemValue
Milho, %	66.474
Farinha de soja, %	22.399
Glúten de milho, %	5.011
Calcário, %	1.470
Fosfato dicálcico, %	1.335
Sal, %	0.290

L-Lisina. HCl, %	0.598
DL-Metionina, %	0.147
L-Treonina, %	0.285
L-Triptofano, %	0.016
Coline, %	0.100
Mistura de vitaminas[1] , %	0.100
Mistura mineral[2] , %	0.100
Coban[4] , %	0.030
Stafac[5] , %	0.005
Inertes[3] , %	1.640
L-Arginina, %	0.00
Total	100
Composição nutricional calculada	
Energia metabolizável (kcal/kg)	3,000
Proteína bruta, g/100g	19.35
Cálcio, g/100g	0.99
Fósforo disponível, g/100g	0.35
Sódio, g/100g	0.15
Potássio, g/100g	0.62
Lisina total, g/100g	1.29
Total de metionina + cistina, g/100g	0.77
Metionina total, g/100g	0.44
Treonina total, g/100g	0.97
Triptofano total, g/100g	0.22
Arginina total, g/100g	1.06

[1]Mistura de vitaminas por kg de dieta: Vit. A - 15.000.000 Ul, Vit. D$_3$ - 1.500.000 Ul, Vit. E - 15.000 Ul, Vit.B$_1$ - 2,0 g, Vit.B$_2$ -4,0 g, Vit B6 - 3,0 g, Vit.B$_{12}$ - 0,015 g, Ácido nicotínico - 25 g, Ácido pantoténico - 10 g, Vit.K$_3$ - 3,0 g, Ácido fólico - 1,0 g, Bacitracina de zinco - 10 g, Selénio - 250 mg,[2] Mistura de minerais por kg de dieta: Mn, 60 g; Fe, 80 g; Zn, 50 g; Cu, 10 g; Co, 2 g; I, 1 g; e veículo q.s.p., 500 g.[3] Areia. [4]Anticoccistático[5] Antibiótico.

Após a fase dos 22 aos 42 dias, foi avaliado o efeito residual sobre a produção inicial de ovos nos 43 aos 63 dias de idade das codornas japonesas. Nesta fase, todas receberam tratamentos com dietas isonutritivas com as recomendações sugeridas pelo NRC (1994) para avaliar a produção e o peso inicial dos ovos.

Nas fases de 1 a 21 e de 22 a 42 dias, foi avaliado o consumo de ração (g/ave), o ganho de peso (g/ave) e a conversão alimentar (kg/kg). Durante a fase de 43 a 63 dias de idade das codornas, foi avaliada a idade ao primeiro ovo, o peso e a produção média das aves que foram avaliadas na fase dos 22 a 42 dias.

As análises estatísticas foram realizadas utilizando o pacote computacional SAEG (versão 8.0), e a demanda de arginina foi estabelecida por modelos de regressão linear e quadrática. Foi adotado *um* I de 0,05.

Resultados e discussão

Houve efeito linear decrescente (p=0,032) para o consumo de ração e efeito quadrático para as demais variáveis analisadas no estudo, conforme dados apresentados na Tabela 2.

Tabela 2 - Efeitos dos níveis de arginina e da relação arginina: lisina sobre o peso final (PF), ganho de peso (GP), consumo de ração (CR) e conversão alimentar (CA) das codornas de 1 a 21 dias de idade

Arginina	Arginina: Rácio de lisina	FW (g/ave)	WG (g/ave)	FI (g/ave)	FC (kg/kg)
1.06	88	72.03	64.13	143.22	2.21
1.14	94	72.50	64.60	141.80	2.21
1.22	101	72.16	64.28	138.09	2.13
1.30	107	72.00	64.10	135.57	2.13
1.38	114	61.13	53.23	133.64	2.51
Valor P					
Linear		0.089	0.102	0.032	0.271
Quadrátic		0.032	0.047	0.065	0.032
Relação Arginina:Lisina		96.4	96.3	-	99.7
C.V.(%)		1.31	1.53	1.76	0.68

C.V. = Coeficiente de variação.

A adição de arginina promoveu um comportamento linear decrescente no consumo de ração das codornas na fase 1 dos 21 dias de idade (Y = 177,85 - 0,3907x; r^2 : 0,98). A arginina parece sim influenciar o consumo de ração das aves, pois Stringhini *et al.* (2007) trabalhando com níveis crescentes de arginina digestível para frangos de corte machos de 1 a 21 dias de idade, perceberam uma redução no consumo de ração das aves alimentadas com maiores níveis de arginina na ração, o que possibilitou, assim como neste trabalho, uma piora no desempenho produtivo, ocasionando uma piora na conversão alimentar. No entanto, Thon *et al.* (2010), avaliaram níveis de proteína bruta e arginina na ração pré-inicial de frangos de corte, e após análise dos dados, não obtiveram diferenças estáticas nesta variável. A discrepância destes resultados pode dever-se à alteração da relação entre aminoácidos/proteína, provocando, em algumas situações, efeitos de antagonismo, devido ao excesso de alguns aminoácidos.

Observou-se também que o peso corporal final ($Y = -282,81 +7,4011x^{-} 0,0384x^2$; $r2 = 0,91$), o ganho de peso ($Y = -291,39 + 7,4148x - 0,0385x^2$; $r2 = 0,91$) e a conversão alimentar ($Y = 15,802 - 0,2791x + 0,0014x^2$; r^2 0.81) foram influenciadas pela arginina total, de modo que tais variáveis tiveram efeito quadrático, sendo estimadas as relações arginina:lisina em 96,4, 96,3 e 99,7% ou 1,16, 1,18 e 1,16 g/100g de arginina total, respetivamente.

Para o peso corporal final e ganho de peso obtidos neste estudo, Stringhini *et al.* (2007) não encontraram efeito dos níveis crescentes de arginina digestível em (13,05, 14,59, 16,13 g/kg) na ração de frangos de corte para estas variáveis. Da mesma forma, Thon *et al.* (2010) não verificaram interação entre proteína bruta e arginina digestível para ganho de peso em frangos de corte.

Por serem antagônicos, os aminoácidos lisina e arginina, possuem cadeias estruturais semelhantes e competem pelo mesmo sítio de absorção na borda em escova intestinal (D'Mello, 2003). Há também uma forte interação entre os aminoácidos arginina: lisina, metionina: o equilíbrio entre estes deve ser preservado, para que não ocorra interferência no metabolismo da arginase renal e na síntese de creatina muscular (Chamruspollert *et al.*, 2004), o que pode levar a efeitos negativos no desempenho das aves.

Sobre os resultados da ração para codornas, os resultados do presente estudo corroboram com Thon *et al.* (2010), que também observaram resposta quadrática significativa para esta variável em frangos de corte no pré-inicial, porém, estes autores apresentam uma exigência de 1,596 g/100g de arginina digestível, o que, de acordo com a dieta experimental, corresponde a uma relação de arginina: lisina digestível de 129%.

De acordo com os gráficos de exigências nutricionais de Silva e Costa (2009), a exigência dietética de arginina digestível para codornas japonesas de 1 a 21 dias é de 1,16 g/100g, com relação arginina digestível: lisina de 97%, valores estes muito semelhantes aos encontrados neste estudo. No entanto, o NRC (1994) sugere o nível de 1,25 g/100g de arginina total, ou seja, uma relação de 97%. As relações sugeridas por Silva e Costa (2009) e pelo NRC (1994) são idênticas, mas é de salientar que o NRC (1994) não utiliza nas suas recomendações os aminoácidos na forma digestível, mas sim na total.

De acordo com a Tabela 3, não houve efeito significativo para o consumo de ração, mas as demais variáveis apresentaram efeito quadrático significativo.

Tabela 3 - Efeitos dos níveis de arginina e da relação arginina: lisina sobre o peso final (PF), ganho de peso (GP), consumo de ração (CR) e conversão alimentar (CA) das codornas de 22 a 42 dias de idade

Arginina	Arginina: Rácio de lisina	FW (g/ave)	WG (g/ave)	FI (g/ave)	FC (g/g)
1.06	88	161.41	88.30	384.25	4.43
1.14	94	165 .27	89.89	385.66	4.34
1.22	101	163 .70	92.76	389.75	4.20
1.30	107	165 .48	94.13	413.79	4.38
1.38	114	153 .81	92.67	413.99	4.54

Valor P				
Linear	0.056	0.173	0.081	0.092
Quadrátic	0.003	0.021	0.128	0.023
Relação Arginina:Lisina	98.4	108.1	-	98.4
C.V.(%)	1.40	1.70	2.05	0.67

C.V. = Coeficiente de variação

A adição de arginina nas dietas das codornas na fase de 22 a 42 dias de idade, proporcionou efeito quadrático significativo para o peso corporal final ($Y = -290,97 + 9,2902x - 0,0472x2$; $r^2 = 0,86$), ganho de peso ($Y = -65,703 + 2.9402x - 0.0136x2$; $r2 = 0.94$) e conversão alimentar ($Y = 17.957 - 0.2755x + 0.0014x2$; $r^2 = 0.87$), que correspondem a rácios arginina: lisina de 98.4, 108.1 e 98.4%, ou 1.189, 1.315 e 1.201 g/100g arginina total, respetivamente.

Costa *et al.* (2001) não observaram efeito do aumento da relação arginina: lisina de 95 para 132,5% na dieta sobre o consumo de ração de frangos de corte da linhagem Ross, no período de 22 a 42 dias de idade. Atencio *et al.* (2004) não observaram efeito dos níveis de arginina digestível de 1,100 a 1,332 g/100g no consumo de ração de frangos de corte.

Atencio *et al.* (2004) não observaram efeito sobre as caraterísticas de desempenho em estudo com frangos de corte machos, sugerindo que o menor nível estudado de 1,083 g/100g de arginina digestível e relação arginina digestível: lisina digestível de 102% pode ser suficiente para um desempenho ideal e produção de cortes nobres para aves em dieta com 19,90 g/100g de proteína bruta. Corzo e Kidd (2003) avaliaram níveis de arginina digestível na dieta para frangos de corte fêmeas de 21 a 35 dias de idade e não observaram efeito significativo sobre as caraterísticas de desempenho estudadas.

Na fase de crescimento de 22 a 42 dias, Silva e Costa (2009) sugerem o valor de 1,05 g/100g para relação arginina digestível : lisina 100%. No entanto, o NRC (1994) recomenda o valor de 1,25 g/100g de arginina total Nesta pesquisa, os resultados estimam o melhor desempenho das aves com uma dieta com 1,315 g/100g de arginina total no período de 22 a 42 dias de vida das codornas, pois além de atender as necessidades da ave para um maior peso corporal final e conversão alimentar, permitiu um maior ganho de peso, fator de extrema importância para aves de postura, aves maiores como garantias no processo de produção de ovos, garantindo ovos maiores e menos problemas com o colapso do oviduto.

Esses resultados mostram que a exigência de arginina e a relação arginina:lisina das fases inicial e de crescimento, de 1 a 21 e de 22 a 42 dias de idade, respetivamente, apresentam pouca variação. Além disso, a arginina parece ser mais exigida para o ganho de peso das codornas, principalmente na fase de 22 a 42 dias de idade, demonstrando uma influência na maturidade reprodutiva das aves, pois a postura de ovos das codornas inicia-se por volta do 35º dia de vida.

A mudança nas proporções e níveis de aminoácidos altera o metabolismo destes (Sklan e Noy, 2004), especialmente quando envolve a relação de aminoácidos antagónicos como a arginina e a lisina. A relação antagónica entre os aminoácidos provoca um aumento e/ou redução da atividade enzimática do metabolismo dos aminoácidos (Lima e Silva, 2007).

Na Tabela 4 estão as médias das variáveis relacionadas aos efeitos da dieta oferecida às aves na fase dos 22 42 dias de idade sobre a produção inicial de ovos, nesta fase.

Tabela 4 - Efeitos dos níveis de arginina e da relação arginina: lisina na idade do primeiro ovo (AFE), peso do primeiro ovo (WFE), produção de ovos (EP) e peso do ovo na fase de produção de ovos (EW)

Arginina	Arginina:Lisina Rácio	AFE (day)	WFE (g)	PE (egg)	NÓS (g)

1.06	88	39.0	6.83	0.7752	10.72
1.14	94	40.5	7.81	0.7661	10.53
1.22	101	41.3	7.83	0.7350	10.77
1.30	107	40.3	8.01	0.7678	10.64
1.38	114	39.5	7.86	0.7950	10.60
Valor P					
Linear			0.132	0.082	0.098	0.153
Quadrática			0.039	0.024	0.133	0.244
Rácio arginina:lisina			102.7	104.7	-	-
C.V.(%)			2.55	6.40	1.28	1.79

C.V. = Coeficiente de variação.

Não foi verificado efeito significativo da ração oferecida na fase de 22 a 42 dias de idade sobre o peso médio dos ovos e para a produção inicial de ovos. Para as demais variáveis, houve efeito quadrático significativo. De acordo com a idade do primeiro ovo, os melhores resultados foram observados com uma relação arginina: lisina de 102,7%, conforme a equação: $Y = - 68,804 + 2,1625x - 0,0106 x^2$; r^2 : 0,91. Já para o peso do primeiro ovo a relação arginina: lisina 104,7%, conforme a equação $Y = - 31,775 + 0,7535x - 0,0036x^2$; r^2 : 0,90.

As aves no início da vida apresentam baixa capacidade de ingestão de alimentos e reduzida eficiência digestiva, o que aumenta a taxa de degradação protéica para compensar a alta demanda energética das aves jovens (Moura, 2007), por isso há necessidade de avaliação do efeito residual das dietas fornecidas às aves nas fases iniciais de postura. Assim, Araujo *et al.* (2008), utilizando níveis de inclusão de farelo de trigo na dieta de frangas poedeiras na fase de crescimento, perceberam que houve efeito residual da dieta que as aves receberam na fase anterior, principalmente sobre os parâmetros produtivos da posição inicial, como produção e peso do ovo, de modo que houve correlação positiva entre o nível de farelo de trigo na dieta e a idade ao primeiro ovo e o peso do ovo ao inicial. Já Santana *et al.* (2008), trabalhando com codornas japonesas, avaliaram os efeitos dos níveis de lisina da dieta de crescimento sobre a produção inicial de ovos, e após análise dos resultados, não observaram efeito dos níveis de lisina utilizados nas dietas do período de 22 a 42 dias das codornas sobre o peso médio dos ovos no início da postura.

O aumento é benéfico no seu nível de arginina e na relação arginina: lisina durante as fases inicial e de crescimento, relativamente ao início da fase de produção de ovos. Durante a fase de postura, as codornizes desviam grande parte dos seus nutrientes para a produção e formação do ovo, que é rico em proteínas, energia, minerais e vitaminas. Este facto pode explicar o aumento das necessidades de arginina na fase de crescimento das codornizes japonesas, uma vez que na fase de 22 a 42 dias as codornizes atingem o seu estádio de maturidade reprodutiva completa, o que possivelmente eleva as necessidades dietéticas de arginina.

Conclusões

Os rácios recomendados de arginina total: lisina são 99,7, 108,1 e 104,7% para 1 a 21, 22 a 42 e 43 a 63 dias de codornizes japonesas, respetivamente.

Referências

Andriguetto JM, Perly L. Nutrigao animal. 6.ed. 1999. São Paulo: Nobel.

Araujo DM, Silva JHV, Araujo JA. Farelo de trigo na alimentagao de poedeiras semipesadas na fasede recria. Revista Brasileira de Zootecnia 2008; *37*(5): 843-848.

Atencio A, Albino LF, ROSTAGNO HS. Exigência de arginina digestível para frangos de corte machos em diferentes fases. Revista Brasileira de Zootecnia 2004; 33(6):1456-1466.

Baker DH, Molitoris RA. Partilha de nutrientes para o crescimento e outras funções metabólicas: Eficiência e considerações prioritárias. Poultry Science 1991; 70:1797-1805.

Chamruspollert M, Pesti GM, Bakalli RI. Respostas dos pintos aos níveis de arginina e metionina da dieta em diferentes temperaturas ambientais. British Poultry Science 2004; 45(1):93-100.

Corzo A. Kidd MT. Arginine needs of the chick and growing broiler (Necessidades de arginina do pinto e do frango em crescimento). International Journal of Poultry Science 2003; 2(6):379-382.

Corzo A, Dozier WA, Kidd MT. Recomendações de nutrientes de valina para frangos de corte Ross 308. Poultry Science 2008; 87:335-338.

Costa FGP, Rostagno HS, Toledo RS. Efeito da relagao arginina:lisina sobre o desempenho e qualidade de carcaga de frangos de corte de 3 a 6 semanas de idade, em condigoes de alta temperatura. Revista Brasileira de Zootecnia 2001; 30:2021-2025.

D'Mello JPF. Amino acid in farm animal nutrition, 2ª ed. CABI, Wallingford. 2003. 440p.

Frandson RD, Wilke WL, Fails AD. Anatomia e Fisiologia dos Animais de Fazenda. 6ed. 2005. Guanabara Koogan. 454p.

Lima MR, Silva JHV. Efeito da relagao Arginina:Lisina digestivel sobre o desempenho de poedeiras comerciais no periodo de postura. Ata Veterinaria Brasilica 2007; 1(4):118-124.

Moura AMA, Soares RTRN, Fonseca JB. Exigência de lisina para codornas japonesas na fase de cria. Ciencia Agrotecnica 2007; 32(4): 1191-1196.

NRC. Nutrient Requirements of Poultry (Necessidades de nutrientes das aves de capoeira). 9ed. 1994. Conselho Nacional de Pesquisa, Washington, DC.

Santana MHM, Costa FGP, Goulart CC. Efeito dos niveis de lisina da dieta de crescimento (22 a 42 dias) de codornas japonesas sobre a producao inicial de ovos. In: Anais do V Congresso Nordestino de

Produção Animal; 2008.

Silva JHV, Costa FGP. Bases para nutrigao racional de codornas. In: Silva, J.H.V. Tabelas para codornas japonesas e europeias. 2ed. 2009. Editora Funep, p.67-93. .

Sklan D, Noy Y. Catabolism and deposition of amino acids in growing chicks: effect of dietary supply (Catabolismo e deposição de aminoácidos em pintos em crescimento: efeito da alimentação). Poultry Science 2004; 83:952-961.

Stringhini JH, Cruz CP, Thon MS. Niveis de arginina e lisina digestiveis na dieta de frangos de corte na fase pre-inicial. Revista Brasileira de Zootecnia 2007; 36(4):1083-1089.

Thon MS, Stringhini JH, Jardim Filho RM. Niveis de proteina e de arginina digestivel na ragao pre-inicial de frangos de corte. Revista Brasileira de Zootecnia 2010; 39(5):1105-1111.

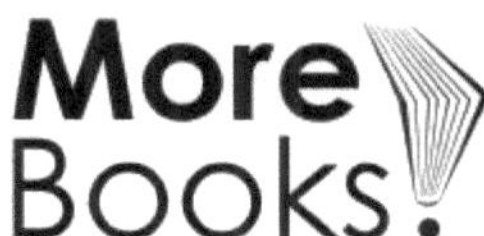

I want morebooks!

Buy your books fast and straightforward online - at one of world's fastest growing online book stores! Environmentally sound due to Print-on-Demand technologies.

Buy your books online at
www.morebooks.shop

Compre os seus livros mais rápido e diretamente na internet, em uma das livrarias on-line com o maior crescimento no mundo! Produção que protege o meio ambiente através das tecnologias de impressão sob demanda.

Compre os seus livros on-line em
www.morebooks.shop

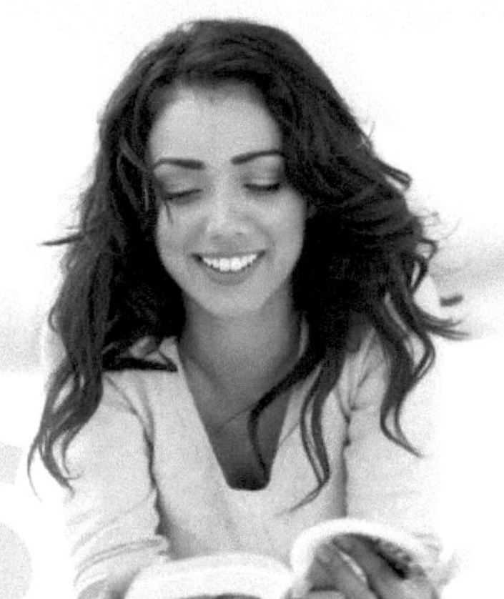

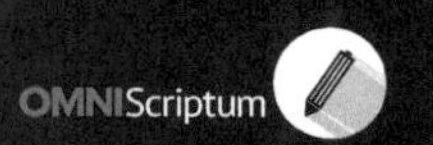

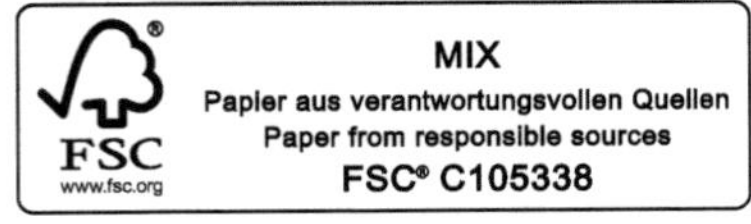

Printed by Books on Demand GmbH, Norderstedt / Germany